DOCTEUR CAMOUS

MÉDECIN DES HÔPITAUX DE NICE
LAURÉAT DE L'ACADÉMIE DE MÉDECINE

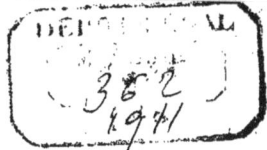

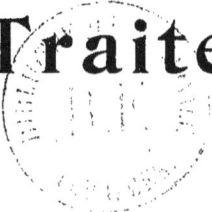

Traitement

de la Syphilis

UN AN DE PRATIQUE DU SALVARSAN

" 606 D'EHRLICH "

PARIS

A. MALOINE, ÉDITEUR

25-27, RUE DE L'ÉCOLE-DE-MÉDECINE, 25-27

1911

Traitement de la Syphilis

UN AN DE PRATIQUE DU SALVARSAN

" 606 D'EHRLICH "

Traitement de la Syphilis

UN AN DE PRATIQUE DU SALVARSAN

" 606 D'EHRLICH "

Je n'ai jamais voulu pratiquer l'injection sous-cutanée parce que ce que j'en avais vu m'avait démontré qu'il pouvait y avoir des réactions locales.

Voie intramusculaire.

Voie intraveineuse.

Voie intramusculaire.

Elle doit être l'exception chez l'adulte.

Il faut y recourir chez certains sujets — chez des femmes notamment — où la découverte de la veine est parfois une difficulté.

On peut encore avoir recours à la voie intramusculaire pour renforcer l'action d'une intraveineuse. Telle est en effet la manière de faire du professeur Iversen, de Saint-Pétersbourg, qui combine souvent les deux méthodes et voici sa façon d'opérer qu'il a bien voulu m'expliquer : « D'abord 45-50 centigrammes intraveineux ; après quarante-huit heures, 50 centigrammes intramusculaires ; — ce sont donc les fortes doses préconisées par Duhot. Trois semaines après, je fais le Wassermann et, si positif, j'injecte de nouveau 50 centigrammes intraveineux. Six semaines écoulées, je répète la réaction et, s'il y a lieu, je réinjecte 50 centigrammes. »

La voie intramusculaire chez l'adulte, à titre exclusif, a donc vécu et depuis longtemps, car le professeur Karl Taege m'écrivait déjà le 27 décembre 1910 :

« Je crois que les injections intramusculaires disparaîtront bientôt complètement. »

La voie intramusculaire demeure la règle chez les enfants. Elle est admirablement supportée par eux et j'ai observé qu'elle était bien peu douloureuse chez les tout petits.

Préparation du Salvarsan pour une intramusculaire.

Pour l'intramusculaire j'ai toujours fait mes préparations suivant le procédé que Blaschko m'avait enseigné à Berlin et qui porte du reste son nom :

TECHNIQUE DE BLASCHKO

Le « 606 » étant un sel acide, il faut le rendre neutre par la soude caustique.

Le professeur Blaschko m'a remis le tableau suivant qui indique la quantité de soude nécessaire pour dissoudre le poids de « 606 » correspondant [1].

606	NaOH normale
0,1	0,42 cc.
0,4	1,70 —
0,45	1,90 —
0,50	2,10 —
0,60	2,50 —
1,0	4,20 —

Préparons par exemple 60 centigrammes de « 606 ». Voici l'opération : On prend avec une pipette 2 cc. 5 de soude. On la verse dans un mortier où est le « 606 ». On triture longtemps. On ajoute un peu d'eau distillée stérilisée. On retriture, on voit si la préparation est alcaline. Si elle ne l'est pas on ajoute un peu de soude.

S'il reste un dépôt dans le mortier, on le recueille en ajoutant un peu d'eau. On aspire avec la seringue et on pique.

J'ai employé la méthode de Blaschko — suspension du sel dans

---

1. Soude normale : solution de NaOH contenant dans 1 litre le poids moléculaire exprimé en grammes, c'est-à-dire 40 grammes de NaOH.

un milieu aqueux neutre — parce qu'elle m'avait paru dans mes études à Berlin, la plus simple pour le praticien et le plus facilement maniable. Je n'ai eu qu'à me louer d'avoir refait ce que Blaschko avait si bien fait [1].

Il avait pourtant paru à certains que cette préparation dans un milieu aqueux pouvait présenter des accidents locaux et dès le début — au lieu d'aller franchement, comme le conseillait Ehrlich, à la voie intraveineuse — des praticiens distingués cherchèrent à simplifier la technique et à augmenter la tolérance par la suspension huileuse. J'avais vu à Berlin dans le service du professeur Lesser préparer le « 606 » dans du vasénol et dès octobre 1910, Levy-Bing essayait la suspension dans l'huile d'œillette, s'y prenant comme suit :

L'excipient est à peu de chose près le même que pour l'huile grise, la proportion de lanoline est toutefois notablement diminuée par suite de la différence de densité entre le produit arsenical et les composés du mercure. En voici la formule :

Graisse de laine anhydre stérilisée. . . . . 1 partie
Huile d'œillette froissage stérilisée. . . . . 9 parties

Le mode opératoire est des plus simples.

Dans un petit mortier flambé, on introduit avec toutes les précautions aseptiques d'usage la dose de « 606 » à injecter. On verse par-dessus une petite quantité d'excipient (2 cmc.) et au moyen d'un pilon flambé, on délaie soigneusement le sel. Quand l'émulsion est parfaite, on l'aspire dans une seringue stérile. On rince à deux ou trois reprises pilon et mortier avec le moins possible d'excipient (1 cmc. environ) qu'on aspire chaque fois. Pendant ce temps l'aiguille est en place dans le muscle pour vérifier s'il ne vient pas de sang, comme on doit le faire pour toutes les injections huileuses : il ne reste plus qu'à adapter la seringue sur l'aiguille et à pousser l'injection.

Le produit est ainsi déposé dans l'organisme sans aucune transformation chimique, contrairement à ce qui arrive avec tous les autres procédés.

---

1. J'ai fait toutes mes préparations avec les tubes de « 606 » qu'Ehrlich, dès la fin septembre 1910, avait bien voulu mettre à ma disposition et plus tard, jusqu'à ce jour, exclusivement avec les ampoules de Salvarsan fabriquées à Creil.

Voie intraveineuse.

La plupart de mes malades ont été injectés par la voie intraveineuse car dès la fin octobre 1910 j'avais renoncé à la voie intramusculaire.

J'ai toujours fait ma préparation de la manière que je vais expliquer :

Solutions nécessaires :

1° Sérum physiologique à 5 °/$_{00}$ de chlorure de sodium *chimiquement pur*. (La qualité du sel employé n'est pas indifférente.)

Loeb a démontré qu'une solution de Salvarsan faite avec du sérum physiologique ordinaire est hypertonique, parce que le Salvarsan élève le point cryoscopique de la solution. Une solution de Salvarsan est isotonique lorsqu'elle contient 2 °/$_{00}$ de Salvarsan (0 gr. 60 dans 300 cc. par exemple) et 5 °/$_{00}$ de chlorure de sodium.

2° Soude normale des chimistes. Cette solution qui se trouve dans tous les laboratoires de chimie, présente l'avantage d'un titrage rigoureux et la faible concentration (4 °/$_{0}$) permet un dosage plus exact, au moyen de pipettes ou burettes appropriées que la soude à 15 °/$_{0}$, employée par gouttes.

Préparation :

On verse dans un ballon d'une capacité de 200 centimètres cubes et stérilisé, environ 50 centimètres cubes de sérum *fraîchement stérilisé*. Sur la surface du liquide, on laisse tomber la quantité voulue de Salvarsan, on agite. La solution se fait presque instantanément. On mesure la soude (0,9 cc. par 10 cgr. de Salvarsan) également stérilisée avec une pipette stérile, et on laisse couler le volume respectif dans le ballon contenant la solution. Le précipité jaune qui se forme d'abord se redissout quand on agite et il résulte une solution absolument limpide d'un beau jaune doré.

Nous avons pris l'habitude de toujours filtrer toutes les solutions.

Ainsi, nous passons la solution obtenue sur un peu d'ouate stérile (fraîchement bouillie dans de l'eau distillée) placée dans un entonnoir stérile. Le filtrat est reçu dans un récipient (flacon) stérile de grandeur convenable. On complète le volume en versant sur le même entonnoir du sérum *fraîchement stérilisé et tiède ;* on compte par 10 centigrammes de Salvarsan environ 40 centimètres cubes de solution.

L'importance d'une limpidité parfaite est capitale.

La solution est maintenant prête à être injectée. Lorsqu'on veut transporter la solution, on bouche le flacon avec un bouchon de caoutchouc stérilisé qu'on fixera avec une ficelle, ces bouchons glissant facilement dans le goulot.

Après avoir débouché le flacon on ne négligera pas de flamber le bord du col.

Pour préparer plusieurs injections simultanément nous procédons comme suit :

Dans une éprouvette graduée et bouchée à l'émeri (stérile) nous versons 100 centimètres cubes de sérum tiède et la totalité de Salvarsan ; après dissolution nous ajoutons le volume de soude normale nécessaire à la formation du sel alcalin (9 cc. par 10 cgr. de Salvarsan). On dilue avec du sérum jusqu'à un volume qui permet le partage facile. Prenons par exemple trois doses : à 0,30 — 0,40 — 0,60 respectivement = 130 centigrammes total : on complétera à 130 centimètres cubes et on filtre dans les trois flacons respectivement 30, 40, 60 centimètres cubes, on dilue avec du sérum.

Dans le numéro 28 de la *Munch. med. Wochenschrift* de cette année, Wechselmann a démontré que les fortes réactions : frissons, fièvre, vomissements après injection intraveineuse dépendent de la qualité du sérum physiologique injecté.

Il est d'avis que ces phénomènes sont attribuables à la mauvaise qualité de l'eau distillée, conservée dans des bonbonnes mal nettoyées et renfermant souvent des quantités presque invraisemblables de microorganismes, algues, infusoires, etc. Même après stérilisation, ces eaux doivent contenir des traces appréciables de matières albuminoïdes d'origine microbienne. Ce seraient alors ces substances qui provoqueraient les accidents sus-mentionnés.

Nous nous servons pour nos préparations d'un matériel de choix, à tous les points de vue : notre eau distillée correspond aux exigences les plus rigoureuses de n'importe quelle pharmacopée, le chlorure de sodium est chimiquement pur et exempt de poussière, la soude que nous employons est de toute première qualité. Ainsi nous n'avons jamais observé ces fortes réactions, mais nous croyons utile d'attirer l'attention de tous ceux qui pratiquent les injections intra-veineuses, sur ces points d'une importance capitale.

Mécanisme.

Au début je pratiquais les injections intra-veineuses avec la *seringue de Schreiber.*

« La seringue de Schreiber peut être employée avec un certain avantage dans les cas où par la voie intraveineuse, il faudra introduire une très faible quantité de Salvarsan et par suite une très légère proportion de liquide. »

De tous côtés chacun s'ingénia à trouver l'appareil pratique et simplificateur.

En France, Paul Ravaut exposait ce qu'il avait fait au Laboratoire central de l'Hôpital Saint-Louis :

Emery de son côté cherchait et avec Lacapère opérait suivant la technique qu'il décrit dans son *Traitement de la syphilis par le Salvarsan.*

Lévy-Bing faisait construire un appareil par Gentile et nous-même nous faisions construire par Ferréol l'appareil figuré ci-après :

Technique de l'injection intraveineuse :

S'assurer d'une veine assez épaisse au pli du coude ou au bras.

Il n'est pas indifférent d'examiner les deux bras.

Bien s'assurer de son calibre en la faisant rouler entre les doigts.

Désinfecter soigneusement la région et frotter à l'éther.

Placer au-dessus un lien constricteur. Piquer avec l'aiguille seule : on est dans la veine (ce qui avec un peu d'habitude se sent immédiatement) quand il s'écoule un peu de sang, à ce moment enlever doucement le lien constricteur et introduire l'embout du caoutchouc dans l'aiguille. Le tuyau C étant armé, on fait d'abord passer un peu de sérum et celui-ci s'écoulant facilement dans la veine, on ferme la pince A' pour ouvrir la pince B' qui laisse alors passer la solution de « 606 ». Quand la solution de « 606 » touche à sa fin, on laisse de nouveau écouler 10, 15 ou 20 grammes de sérum.

D'un mouvement rapide on retire l'aiguille de la veine et l'on fait un peu de compression. L'injection est terminée.

**

Nous allons maintenant passer en revue les divers accidents syphilitiques et dire comment ils se sont comportés devant leur attaque par le Salvarsan.

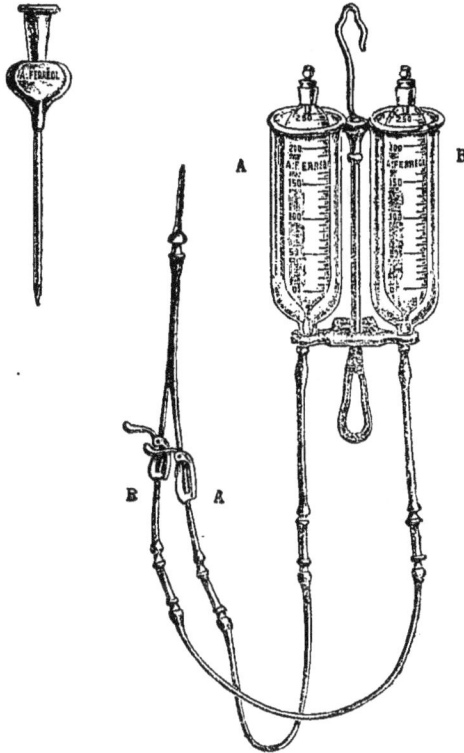

Appareil du Docteur Camous de Nice.

Chancre. — Emery avait dès le début très bien vu l'effet sur l'accident primitif et je reproduis avec plaisir les lignes suivantes :

« L'action du Salvarsan m'a paru singulièrement rapide sur les nombreux chancres que j'ai soignés, qu'ils soient simples ou multiples, génitaux ou extragénitaux.

« L'ulcération se dessèche rapidement en quelques jours, quatre à six environ, puis elle pâlit et s'épidermise, et tout est terminé dix ou douze jours après l'injection.

« Signalons ici un phénomène assez remarquable, et sur lequel le Dʳ Jeanselme a également insisté : le lendemain de l'injection, le chancre entre en turgescence, devient rouge, suintant, parfois un peu douloureux, mais tout rentre dans l'ordre en quelques jours, et le processus de guérison se déroule normalement.

« C'est surtout dans les cas de chancres multiples de la verge qu'il est donné d'assister à ces différentes transformations. Non seulement ces phénomènes inflammatoires se produisent, mais on peut observer, pendant trois ou quatre jours consécutifs, des douleurs extrêmement vives précédant le moment de la guérison (réaction d'Herxheimer).

« Après la cicatrisation, l'infiltration nodulaire sous-jacente, quoique sensiblement ramollie et diminuée de volume, persiste quelquefois.

« Néanmoins, si, dans certains cas, l'induration chancreuse persiste assez longtemps, dans d'autres, au contraire, la disparition de l'accident primitif et de son substratum est complète et extrêmement rapide. M. Bizard a particulièrement insisté sur les succès qu'il a obtenus en pareil cas. Nous-même nous avons observé des ulcérations chancreuses seulement épidermisées à la suite d'un traitement mercuriel par les injections solubles et qui s'étaient ouvertes dès la suspension du mercure : quarante-huit ou trente-six heures après l'injection de Salvarsan, il ne restait plus de trace de ces lésions. Dans les cas de phagédénisme les plus rebelles au traitement mercuriel, la médication arsenicale d'Ehrlich semble devoir rendre de signalés services, et nous avons traité avec le plus grand succès des chancres phagédéniques de la verge qui, presque immédiatement après l'injection, entraient en voie de réparation. »

Emery et Jeanselme ont également noté avec quelle lenteur rétrocèdent souvent les bubons inguinaux : comme eux, j'ai assisté aussi à leur rapide disparition.

L'injection intraganglionnaire de Duhot n'est pas à dédaigner.

Je détache de mes observations personnelles :

Observation XV

Gr... Vincent, 27 ans. Hôpital Civil.

Chancre induré de la verge remontant à deux mois, vu pour la première fois le 29 mars 1911.

Le 3 avril : 40 centigrammes Salvarsan intraveineux.

Le 10 avril : cicatrisation complète.

Le 12 avril : 40 centigrammes Salvarsan intraveineux.

Observation XVIII

Mi... Émile, 44 ans, vient à ma consultation de l'Hôpital Civil, porteur d'un chancre induré ancien de plusieurs semaines.

Le 14 avril 1911 : 40 centigrammes Salvarsan intraveineux.

Le 22 avril 1911 : 40 centigrammes Salvarsan intraveineux.

Ce même jour le chancre était complètement guéri.

Observation de Lévy-Bing

Chancre syphilitique vulvaire.

M... Marie, 19 ans. Entrée à Saint-Lazare le 21 janvier 1911, elle présente : à la partie moyenne de la grande lèvre gauche une ulcération arrondie, légèrement surélevée, érosive, de la dimension d'une pièce de 0 fr. 50 et dont la base est infiltrée. L'examen à l'ultra-microscope est positif (nombreux tréponèmes).

Adénopathie inguinale.

Pas d'accidents secondaires (ni roséole, ni plaques muqueuses).

Du 26 au 31 janvier : l'examen à l'ultra-microscope pratiqué chaque jour montre toujours de nombreux tréponèmes.

Le 31 janvier : poids : 58 kilogrammes. Organes normaux. Urines normales.

Séro-diagnostic (Wassermann et Bauer) : positif.

Examen du sang. Hém. : 85 ; Gl. R. : 3.730.000 ; Gl. Bl. : 7.200.

Examen des yeux (D'' Antonelli) : Pupilles en diamètre moyen, réagissant bien. Acuité normale. Fond sans aucune lésion (membranes très pigmentées, iris bleu). Hypermétropie légère à la skiascopie.

Injection de 0 gr. 70 de Salvarsan, en suspension huileuse (3 cmc.), fesse droite.

L'injection n'est pas douloureuse et ne s'accompagne ni de température, ni d'accélération du pouls.

Le soir même, l'examen à l'ultra-microscope montre des tréponèmes en aussi grand nombre qu'avant l'injection.

Le 1er février : pas de modification de l'ulcération qui est encore érosive. Les tréponèmes sont un peu moins nombreux.

Le 2 février : le chancre s'améliore, il est encore un peu érosif. Les tréponèmes ont considérablement diminué. L'induration persiste.

Le 3 février : le chancre est presque cicatrisé. On ne trouve plus de tréponèmes.

Le 4 février : le chancre, complètement guéri, a laissé une cicatrice rougeâtre sur une base franchement indurée.

On note l'apparition d'une syphilide pigmentaire du cou.

Le 11 février : l'induration a presque disparu. Les ganglions inguinaux ne se sont pas modifiés. Une adénopathie cervicale bilatérale est apparue. La syphilide pigmentaire du cou s'accentue. Ni roséole, ni plaques muqueuses. Poids : 59 kgr. 600.

Examen du sang. Hém. : 85 ; Gl. R. : 3.900.000 ; Gl. Bl. : 7.600.

Le 22 février : Séro-diagnostic (Wassermann et Bauer) : positif.

Examen des yeux : rien à signaler.

Je pourrais multiplier mes observations personnelles, c'est inutile la cicatrisation du chancre est en général très rapide.

* *
*

En présence d'un accident primitif, j'ai adopté la pratique suivante :

1° Une première injection intraveineuse de 50 centigrammes de Salvarsan.

2° Je répète cette injection avec les mêmes doses huit jours après.

3° Je fais une troisième injection de 40 centigrammes quinze jours après la deuxième.

Ces doses sont bien supportées et je n'ai aucun incident à signaler dans mes séries.

J'ai cherché à cet égard les récidives que j'avais eues parmi mes malades insuffisamment injectés :

OBSERVATIONS PERSONNELLES

Observation XXX

Cvo... Thomas, 25 ans. Hôpital Civil.

Chancre induré de la verge remontant à cinquante jours.

Je fais, le 7 mai, 50 centigrammes Salvarsan intraveineux.

Je fais, le 18 mai, 40 centigrammes Salvarsan intraveineux.

Récidive le 22 juillet.

Réinjecté le 25 juillet.

Je n'avais donc pratiqué que 2 injections.

Observation XX

Migl... Anselme, 39 ans. Hôpital Civil.

Chancre syphilitique il y a deux mois.

Le 2 mars 1911 : 50 centigrammes Salvarsan intraveineux.

Je ne revois plus ce malade jusqu'au 6 mai où je ne puis intervenir. Le 8 juillet : éruption roséolique boutonneuse. J'ai réinjecté.

Observation XXV

Br... Félix, 54 ans.

Je pratique, le 20 décembre, 40 centigrammes Salvarsan intramusculaire, pour une roséole syphilitique d'un chancre induré survenu en octobre 1910.

Récidive le 1er mai 1911.

J'ai réinjecté par la suite ce malade comme j'ai voulu et le 15 juillet 1911 le Wassermann était négatif.

Observation XV

Mos... Ange, 49 ans.

Injection de 40 centigrammes Salvarsan intraveineux pour des accidents secondaires, pratiquée en mars 1911. Récidive ayant consisté en syphilides sèches apparues le 22 juillet. Malade que j'ai réinjecté depuis.

J'ai montré ces exemples à dessein pour expliquer que des récidives étaient survenues chez des malades *insuffisamment* injectés.

Nous pouvons sans crainte aller aux doses de 50 centigrammes pour les accidents primitifs car il s'agit de frapper fort et du premier coup. Les doses de 20, 30 centigrammes sont des doses par tropfai bles.

*
* *

Accidents secondaires. — Leur disparition après une intraveineuse de Salvarsan est particulièrement rapide et il paraît impossible qu'après avoir vu des plaques muqueuses, des syphilides vulvaires disparaître en vingt-quatre heures, des médecins épiloguent encore sur la valeur de ce médicament. Les confrères qui se sont occupés des effets du remède d'Ehrlich ont tous été frappés de l'énergie et de la promptitude de l'attaque de ces accidents secondaires *qui au point de vue social* sont les plus redoutables. On ne peut se lasser de répéter que presque tous les infectés viennent de ces accidents secondaires qui se répandent à profusion dans la vie, danger pour tous.

L'influence du Salvarsan, comme effet social, commence déjà à se faire sentir d'une façon frappante. Dès octobre 1910, les malades réclamaient avec faveur ce médicament et nous avons pu constater à l'infirmerie spéciale de Saint-Roch une diminution extraordinaire sur les chiffres habituels. Je dirai ailleurs quels ont été pour la ville de Nice les résultats sociaux obtenus par la diffusion du Salvarsan et quand dans les grands centres un pareil travail aura été fait, il sera intéressant et pratique de constater l'abaissement considérable du chiffre des infections primitives connues.

Il ne me paraît pas nécessaire de m'arrêter plus longtemps sur ce chapitre car c'est pour cette catégorie d'accidents, j'aime à croire, qu'Hallopeau a dit à l'Académie de médecine — séance du 4 octobre 1910 — : « Je suis loin d'avoir nié l'efficacité du « 606 » ; *je l'ai qualifiée de prodigieuse.* Mais je maintiens que cette préparation est dangereuse. » Après un an de pratique nous devons affirmer que cette préparation ne nous a jamais fait craindre le moindre danger et nous nous basons sur des centaines et des centaines de mille d'intraveineuses (Ehrlich, Congrès de Karlsruhe).

Pour les accidents secondaires, j'ai l'habitude d'employer des doses moins fortes que celles dont j'use pour les accidents primitifs mais je les répète par séries plus fréquentes.

30 centigrammes de Salvarsan par semaine pendant trois semaines, repos de vingt jours et reprise de trois piqûres en quarante jours : telle est à peu près ma règle de conduite. Elle ne saurait être fixe car il faut tenir compte des prédispositions individuelles et du degré de réaction vis-à-vis du médicament.

*
* *

Accidents tertiaires. — On demeure stupéfait du résultat obtenu devant les gommes séchées, les plaies profondes comblées, les phénomènes de périostite, et plus particulièrement devant toutes les manifestations osseuses. Il n'est pas un praticien s'étant occupé du Salvarsan qui ne pourrait aujourd'hui fournir une abondante moisson à la contribution de l'étude de ce remède.

OBSERVATIONS PERSONNELLES

La... Mario..., 49 ans. Hôpital Civil.
Syphilis par chancre à la verge il y a vingt-cinq ans.
Je le vois à l'hôpital :
Le 12 avril : gomme fondante du périnée.
Le 14 avril : 40 centigrammes Salvarsan intraveineux.
Le 19 avril : gomme séchée.

Va..., 56 ans. Hôpital Civil.
Chancre induré il y a dix ans.
Ostéite du tibia droit complètement guérie par 50 centigrammes de Salvarsan intraveineux.

Mi..., 36 ans.
Chancre induré il y a cinq ans.
Hydarthrose du genou gauche guérie quatre jours après 50 centigrammes de Salvarsan intraveineux.

Les accidents des fosses nasales, de la voûte palatine se cicatrisent, s'arrangent d'une façon étonnante. Ce serait abuser de nos lecteurs que de leur donner des observations qui sont les mêmes chez tous les observateurs.

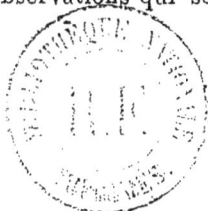

2

Glossite. Leucoplasie buccale. — La glossite scléreuse, si elle n'est pas trop ancienne, cède asse z vite.

L'observation d'un de mes clients, M. R..., est des plus intéressantes : syphilis très ancienne et glossite ancienne aussi obligeant le patient à tenir le plus souvent la langue hors des arcades dentaires en lui faisant décrire des mouvements de va-et-vient. Depuis longtemps M. R... suivait un traitement de piqûres hydrargyriques sans effet sur la langue. Je pratique deux intraveineuses de Salvarsan et j'ai le plaisir peu après de voir la langue régresser très sensiblement.

Amélioration très nette chez un autre patient, M. C...

Syphilis en 1880 aux colonies. Glossite ayant progressé avec des rémissions depuis 1885. Arrêt manifeste après le traitement.

Leucoplasie. — Il semble que la leucoplasie se ressente d'une manière moins sensible du traitement par le Salvarsan. Il convient de suivre un pareil accident longtemps après le traitement car il s'agit d'un tissu conjonctif le plus souvent ancien ; il ne faut pas oublier que le leucoplasique met du temps à s'apercevoir ou de sa tache ou de sa ligne blanche.

Chez un malade que j'avais vu avec Levi-Bing, la leucoplasie a paru s'effacer avec lenteur et je puis aujourd'hui, après trois mois de traitement, affirmer que l'arrêt paraît devoir bien être attribué au Salvarsan.

J'ai injecté en octobre et par la voie musculaire un de mes distingués confrères porteur d'une tache leucoplasique avec un Wassermann négatif. Je crois que la leucoplasie fut peu influencée.

OBSERVATIONS PERSONNELLES

Dans l'observation d'un malade que j'avais injecté après Salmon, je trouve :

M. Ri..., épithélioma à la base de la langue. Décortication pour leucoplasie.

Le 18 octobre 1910 : 40 centigrammes de « 606 » intramusculaire.

Le 3 novembre 1910 : la leucoplasie a aujourd'hui cédé en grande partie.

Je veux encore publier une observation qui me paraît des plus curieuses à tous les points de vue :

M. R..., 50 ans.
Je le vois le 20 octobre 1910 porteur d'un chancre induré à la verge Roséole.
J'institue le traitement suivant :
Le 24 octobre 1910 : 30 centigrammes « 606 Ehrlich » intramusculaire.
Janvier 1911 : 40 centigrammes « 606 Ehrlich » intraveineux.
Février 1911 : 40 centigrammes « 606 Ehrlich » intraveineux.
Aucun accident depuis la roséole : octobre 1910 jusqu'en octobre 1911, époque à laquelle je le vois retour d'Uriage où sur mon conseil le docteur Chatin avait fait une série de piqûres mercurielles. Comme accident, M. R... présentait quelques syphilides des avant-bras et des plaques de leucoplasie buccale des deux côtés. J'ai aussitôt réinjecté du Salvarsan à la date du 5 octobre et le 10 octobre, au moment où j'envoie ces feuillets à l'imprimerie, je constate que la leucoplasie est assouplie, qu'elle est moins grisâtre et qu'enfin mon client la « sent moins avec la langue ».

Stomatite. — Les états infectieux de la bouche, les stomatites d'origine mercurielle sont très rapidement améliorés par le Salvarsan. Je pourrais citer des cas intéressants mais il s'agit de succès bien connus des médecins qui emploient l'arséno-benzol.

Gommes musculaires :

OBSERVATION PERSONNELLE

Hôpital Saint-Roch.
P... Pierre, 53 ans, boulanger, entré le 5 janvier 1911 dans le service du Dr Schmid à l'hôpital Saint-Roch.
Il présente une forte tuméfaction de la moitié inférieure et postérieure du bras gauche, occupant tout le triceps et considérée comme sarcome.
M. Schmid pense à des gommes probables et propose un traitement spécifique intensif.
M. Schmid me montre le malade et je décide de faire une intraveineuse de Salvarsan.
Le 6 janvier : 40 centigrammes Salvarsan. Veineux.

Le 10 janvier : quitte l'hôpital. La tuméfaction a diminué.

Le 15 janvier : énorme diminution.

Le 30 janvier : le bras est presque normal. Le malade ne souffre plus.

Le 22 mars : état normal.

Le 26 mars : réinjection de 40 centigrammes.

SYPHILIS VISCÉRALE

Syphilis de l'estomac. — Dans une observation merveilleuse de clarté d'exposition et surtout de résultats, présentée à la Société médicale des hôpitaux de Paris le 19 mai 1911, Bensaude et Béclère écrivent : « La syphilis de l'estomac ne semble d'ailleurs pas aussi rare qu'on le suppose. M. Péter a relevé dans la littérature 122 cas, dont 59 accompagnés du contrôle anatomique. Le professeur Hayem disait récemment encore à la Société de l'Internat qu'il en observe à peu près quatre ou cinq par an, et l'un de nous a recueilli dans le courant de cette dernière année 3 observations. »

La syphilis de l'estomac se trouve admirablement attaquée par le mercure. Et si l'on réfléchit que les estomacs syphilitiques présentent des néoformations gommeuses, des ulcères, des infiltrations, il faut admettre que le Salvarsan agira à merveille dans ces cas.

Le diagnostic de syphilis de l'estomac est le plus souvent difficile à établir et des symptômes d'ordre vulgaire dominent la scène. Emery fait une injection de Salvarsan pour une syphilis stomacale grave et rebelle au mercure : quinze jours après l'injection le poids du malade avait augmenté de 12 kilogrammes.

Je trouve dans mes malades le cas suivant :

X..., 47 ans. Troubles de la nutrition graves, amaigrissement énorme. L'estomac ne garde aucun aliment. On pense à un ulcère de l'estomac.

Le sujet était tellement amaigri que je dus pratiquer une intra-musculaire : 30 centigrammes de Salvarsan. Dix jours après, le malade avait changé totalement d'aspect et je pus faire une intraveineuse : 40 centigrammes. Guérison obtenue.

Les tumeurs du médiastin cèdent rapidement (Gastou, Emery, Lacapère).

La syphilis pulmonaire relève également de la médication arsenicale.

*
* *

La syphilis rénale. — Elle est plus particulièrement intéressante.
Voici deux observations personnelles :

Z... Ferd., 36 ans.
Syphilis par chancre induré de la verge remontant à six ans.
Actuellement urines rares et troubles avec 2 gr. 50 d'albumine.
Je fais 30 centigrammes Salvarsan intraveineux et je ne tarde pas à
voir l'albumine diminuer considérablement, le taux de l'urine augmenter.
Une cure à Evian a remis ce malade dans les meilleures conditions.

Ca... Louise. Hôpital Saint-Roch.
Néphrite spécifique.
J'injecte 40 centigrammes de Salvarsan intraveineux. L'injection est
bien supportée.
L'albumine diminue sensiblement.
L'œdème disparaît et la malade sort guérie.

J'ajoute la guérison très nette et très franche d'une syphilis hé-
patique chez une malade du service de mon collègue P. Fighièra, à
l'hôpital Saint-Roch.

Je crois intéressant de signaler une observation de *tumeur de
l'aorte* améliorée par le Salvarsan :

M. X... 56 ans, syphilis très ancienne et mal soignée.
Toux aortique et phénomènes nets de compression. A la demande de
mon confrère Bossan qui avait rattaché les troubles à la syphilis, je fais
le traitement suivant :
Le 10 avril : intraveineuse Salvarsan, 20 centigrammes. Injection bien
supportée. La voix « mue » d'une manière très nette et les quintes sont
moins nombreuses.
Le 19 avril: intraveineuse Salvarsan, 30 centigrammes.
Le 4 mai : intraveineuse Salvarsan, 10 centigrammes.

Soit un total de 60 centigrammes de Salvarsan chez un aortique qui les a admirablement supportés et qui à son départ de Nice était dans de bien meilleures conditions que lors de mon premier examen.

Système nerveux. — A l'annonce du nouveau remède antisyphilitique, les tabétiques se sont tournés vers lui comme vers l'attendu sauveur. Certains ont été améliorés sans aucun doute possible. Les ataxiques débutants ont pu guérir. Les autres n'avaient rien à espérer de la nouvelle médication. Et pourtant le remède d'Ehrlich n'est pas le simple épidermisant que certains ont voulu voir, c'est un régénérateur des tissus.

En septembre 1910 dès qu'à mon retour d'Allemagne je fus en possession de tubes de « 606 », une dame vint à mon cabinet me supplier d'aller voir son mari vieux tabétique qui, depuis deux ans, n'avait pas quitté le lit.

Le malade en effet était vieux ; il était déprimé et amaigri considérablement.

Je fis une intraveineuse à dose modérée parce que tout le monde me suppliait de la faire. Le surlendemain notre malade passa son pantalon tout seul et seul encore il fit ce qu'il n'avait pas fait depuis bien longtemps : le tour de sa chambre. Je refis une deuxième intraveineuse et au grand étonnement du confrère qui m'assistait, le malade continua son mieux.

J'aurais dû continuer des séries de petites doses de Salvarsan mais l'homme était trop vieux, trop amaigri et je n'osai pas.

Il vit encore et s'est maintenu dans ces meilleures conditions.

Le tabes et la syphilis nerveuse relèvent du Salvarsan.

Je trouve dans mes notes parmi des cas intéressants, les observations suivantes :

OBSERVATIONS PERSONNELLES

Tabes Incipiens.

O..., 37 ans.

Infection il y a cinq ans par chancre à la verge. Roséole. Angine et plaques muqueuses.

A été immédiatement soigné par des piqûres mercurielles. Céphalée dominante.

En mars 1911, la vue baisse, marche hésitante.

Je le vois le 25 avril : Or... marche accompagné car la vue est très faible. Signes nets de tabes incipiens.

Le Dr Moricz qui avait fait l'examen des yeux signale : « paralysie de la VIe paire droite. Nous sommes en présence d'une monoplégie d'origine probablement spécifique. Ces paralysies du tabes incipiens sont transitoires généralement. »

J'applique aussitôt le traitement suivant :

Le 29 avril : 40 centigrammes de Salvarsan intraveineux.

Le 7 mai : 40 centigrammes de Salvarsan intraveineux.

En mai : 10 piqûres de benzoate Hg.

Le 8 juin : 40 centigrammes Salvarsan intraveineux.

A cette date la vue est très améliorée. Les phénomènes de tabes disparaissent.

Le 21 juillet : 40 centigrammes Salvarsan intraveineux.

O... marche seul et facilement. Je le dirige sur Uriage où le Dr Chatin lui fait encore 21 piqûres de benzoate Hg et le renvoie fin août avec : « état général excellent ».

Or... est aujourd'hui complètement rétabli et a entièrement repris sa vie normale.

Bo..., Joseph, 32 ans, Hôpital Civil, Nice.

Chancre syphilitique à 23 ans : roséole, plaques ; à 28 ans, ulcération de la face intéressant la joue droite et l'arcade sourcilière droite ayant cédé à des piqûres mercurielles. Plus récemment une éruption papuleuse cédait encore au traitement spécifique.

A son entrée à l'Hôpital, Bo... présente : exagération des réflexes rotuliens, anesthésie plantaire, mouvements involontaires spasmodiques des membres supérieurs, démarche caractéristique. Pas d'incoordination. Douleurs lancinantes dans les membres inférieurs. Névralgies faciales, retard dans les sensations tactiles et douloureuses. Diplopie. Amaurose momentanée.

Le 29 décembre : je pratique une intraveineuse de 40 centigrammes de Salvarsan.

Six jours après les douleurs des membres inférieurs commençaient à disparaître d'une façon très progressive de sorte que vers le 10 janvier elles avaient totalement disparu.

Le 12 janvier, l'interne de service signale que B... marche avec plus de facilité, sans l'aide de sa canne, ce qui, quinze jours auparavant, lui aurait été totalement impossible.

Les mouvements de flexion du tronc sont devenus faciles et indolores.

Les réflexes rotuliens ont diminué d'intensité d'une façon très appréciable.

La vision s'est améliorée au point que le malade indique avec précision l'heure d'une horloge se trouvant à 300 mètres de l'hôpital alors que jusqu'ici il n'en pouvait pas même distinguer le cadran. L'inégalité pupillaire a disparu : la pupille réagit à la lumière.

Bert... Jean, 38 ans, concierge d'hôtel. Hôpital civil.

Syphilis il y a dix ans traitée par Hg et KI. Céphalée violente.

En janvier 1910 attaque de paralysie intéressant toute la partie droite du corps. Amaurose et diplopie.

Je le vois à l'Hôpital Civil dans mon service le 25 octobre 1910.

Malade affaibli, ne tenant pas debout ; impotence et tremblement dans le bras droit, bras flasque.

Le 27 octobre, je fais 40 centigrammes de « 606 », intramusculaire, aucun incident.

Le 30 octobre, le malade est un « tout autre homme ». Il sent sa main droite plus souple. Il n'a plus de tremblements et il peut déjà passer la main sur la nuque, ce qui lui était devenu impossible.

Par la suite ce malade est venu à deux reprises se faire faire une intraveineuse de Salvarsan.

Total : 40 centigrammes intramusculaire.

      80 centigrammes intraveineux en deux séances.

J'ai revu le 28 mai 1911 ce malade entièrement guéri et se disposant à aller en Suisse occuper une place de concierge d'hôtel.

Je l'ai revu le 6 octobre 1911 dans les meilleures conditions et casé comme concierge d'un hôtel important à Monte-Carlo.

Douleurs fulgurantes.

Mme A..., 51 ans.

Histoire clinique mal établie.

Douleurs fulgurantes terribles que ne calment plus des doses massives de morphine.

Je fais une première intraveineuse de Salvarsan (0 gr. 40) suivie d'une exacerbation des douleurs puis rémission complète.

La deuxième injection est suivie de la cessation des douleurs. J'avais employé une moindre dose de médicament pour cette deuxième injection.

Sans le moindre doute possible le « 606 » est le remède de la *céphalée syphilitique*. J'en ai des témoignages abondants et non douteux. Et la céphalée cède à de petites doses de médicament.

Pour les douleurs fulgurantes j'ai noté dans quelques cas une exacerbation violente après l'injection mais j'ai vu aussi survenir le calme et le repos.

Tous les auteurs recommandent d'employer de petites doses dans le traitement des affections chroniques du système nerveux et de les répéter. Peu à la fois et souvent semble être la règle de prudence. C'est ainsi qu'en France, Sicard et Marcel Bloch écrivaient récemment, insistant sur la nécessité de la répétition de petites doses.

Ils mentionnent leur efficacité au cours de la syphilis chronique des centres nerveux et la supériorité du traitement arsenical ainsi compris sur le traitement mercuriel, aussi bien au point de vue des lésions locales que de l'état général. C'était déjà l'avis de Marie, de Villejuif, qui dès novembre 1910 écrivait avec son collaborateur Gottschalk le résumé de ses observations :

« Les résultats fournis par le médicament sont des plus encourageants et nous autorisent à poursuivre les essais dans ces affections jusqu'à présent rebelles à toute thérapeutique. »

Enfin dans un travail récent, Benario qui a suivi tous les travaux du « 606 » avec une compétence approfondie, conclut : « La thérapeutique des neuro-récidives doit être énergique et prompte.

« L'attitude expectante du médecin en face de phénomènes nerveux est blâmable. »

Neurasthénie. — J'ai rangé sous cette épithète cette catégorie de malades qui sans accidents, sans manifestations, sont venus demander au Salvarsan d'éloigner bien loin d'eux et le tabes, et la paralysie. Beaucoup ont retrouvé le calme d'esprit qui suivait les heureuses modifications de leur état général. L'appétit retrouvé, le teint changé, « devenu plus clair », l'entrain revenu, tout avait contribué à leur rétablissement. Les autres ont discuté la méthode, discuté encore les doses, et finalement sont retombés dans leur « moi ».

Paralysie générale. — J'ai refusé systématiquement d'injecter les malades de cette catégorie.

Syphilis oculaire. — Que n'a-t-on épouvanté les malades avec la menace de cécité ! Or les accidents oculaires se trouvent à merveille du Salvarsan et dans notre statistique personnelle nous relevons un grand nombre de guérisons.

Depuis longtemps, Neisser avait fait connaître un cas de syphilis cérébrale avec névrite optique, stase de la papille et paralysie des muscles de l'œil, soigné sans succès par l'iode et des cures mercurielles intensives et guéri par le Salvarsan.

J'avais vu dans le service de Michaëlis une guérison de névrite optique. Fehr en signala également.

Peu à peu tombaient les contre-indications dans la syphilis oculaire de l'avis des principaux spécialistes. On se mit à traiter l'iritis, la neurorétinite, la kératite parenchymateuse et l'on fit bien car la littérature abonde d'observations de guérison.

J'ai observé que les malades injectés par le Salvarsan voyaient leur vision devenir plus nette et plus distincte.

Syphilis de la femme enceinte.

Maternité de l'Hôpital Civil. Service du docteur Gasiglia.

Lamb... Julia, 38 ans, entre à l'hôpital le 28 mars, enceinte de sept mois et demi environ.

Roséole, céphalée violente, déprimée.

On pense à une éruption syphilitique secondaire sans pouvoir trouver la porte d'entrée de l'infection. Wassermann $+++++$.

A la demande de mon collègue du service de médecine, j'injecte 30 centigrammes Salvarsan, voie intraveineuse.

Le lendemain, l'éruption diminuait progressivement et trois jours après avait disparu.

Le 30 avril, le Dr Ciaudo, chirurgien de la Maternité, m'adresse la fiche suivante :

Lamb... Julia : accouchement normal.

Enfant vivant : poids 2.600 grammes.

Placenta : poids 450 grammes.

Mme B..., 26 ans, 1er juin 1911.

Mariée depuis huit mois. Enceinte de six mois. Présente des accidents secondaires : vulve, anus, gorge. Wassermann + + + +.

Le 5 juin, j'injecte 30 centigrammes de Salvarsan intraveineux.

Le 8 juin tous les accidents ont disparu.

Le médicament a été admirablement supporté.

Le 11 juin je réinjecte 30 centigrammes.

Aucun incident. Accouchement à terme d'un enfant bien portant.

Mme Te..., 24 ans.

Fœtus macéré il y a un an.

Plaques muqueuses traitées par des injections mercurielles.

Actuellement enceinte de huit mois et demi environ.

J'injecte 30 centigrammes intraveineux le 9 juillet. Accouchement à terme d'un enfant vivant et qui se porte bien.

J'avais lu au cours de l'année les différents avis qui avaient été donnés et publiés par les accoucheurs qui s'étaient occupés du Salvarsan. Si les uns avaient paru circonspects, d'autres n'avaient pas hésité à employer le Salvarsan, et à l'employer avec succès.

Dans mes trois observations j'ai donc pu observer la parfaite innocuité de l'arséno-benzol chez la femme enceinte.

Je me résume en disant que j'ai employé le Salvarsan — voie intraveineuse — et que je l'ai appliqué :

Chez une femme enceinte de six mois.

Chez une femme enceinte de sept mois et demi.

Chez une femme enceinte de huit mois et demi.

Syphilis des nouveau-nés, hérédo-syphilitiques.

OBSERVATIONS PERSONNELLES

M. M..., 7 jours. Maternité de l'Hôpital Civil. Service du docteur Gasiglia.

Poids de l'enfant, le 20 mai, jour de sa naissance : 2 kgr. 670.

Poids de l'enfant, le 27 mai, jour de la piqûre : 2 kgr. 170.

Gros placenta. Lésions buccales pour lesquelles, à la demande de mon collègue Gasiglia, j'injecte le 28 mai 2 centigrammes de Salvarsan musculaire.

Aucun incident. Enfant guéri.

M... Hélène, 18 mois, hérédo-syphilis. Plaques. État cachectique.

Je pratique en quinze jours deux injections de Salvarsan intramusculaire. 6 centigrammes au total.

Le bébé « reprend » avec vigueur et devient méconnaissable par son heureuse transformation.

Les injections sans incident.

P. X..., 5 mois. Hérédo-syphilis. Plaques muqueuses. Plaies des jambes ulcérées.

Je suis appelé auprès de ce bébé dans un tel état de souffrances, de cachexie, de misère physiologique, que je refuse d'injecter du « 606 », tellement je croyais que l'enfant allait mourir. Deux heures après ma visite, la famille m'appelait à nouveau et me suppliait tellement que je fis une injection de 3 centigrammes. Le bébé guérit, fut métamorphosé et je n'hésitais plus alors un mois plus tard à le réinjecter. Il est aujourd'hui plein de vie.

F. Charles, 3 ans. Hérédo-syphilis. Ulcères syphilitiques des jambes.

Le 10 octobre 1910, j'injecte 1 centigramme de « 606 » voie musculaire, à chaque fesse.

15 octobre : ulcères séchés.

Tr. Simon, 5 ans 1/2. Hérédo-syphilis.

5 centigrammes intramusculaire bien supporté.

De mes diverses observations, il résulte que le Salvarsan est bien supporté par les enfants voie intramusculaire.

On n'a pas à craindre les intoxications, excès d'endotoxine, qui passeraient dans leur corps lorsque le traitement se fait par l'intermédiaire d'une nourrice syphilitique.

J'appelle plus particulièrement l'attention du lecteur sur mon observation du bébé de 7 jours.

La réunion d'observations semblables peut autoriser le médecin à formuler les conclusions les plus heureuses. C'est ainsi que le professeur Bar a pu écrire après des observations de son service :

1° Le Salvarsan peut être utile chez le nouveau-né à terme syphilitique ;

2° Il agit très rapidement sur le pemphigus et fait disparaître très vite les spirochètes des lésions pemphigoïdes ;

3° Il est possible que l'emploi du Salvarsan diminue la résistance du nouveau-né aux infections intercurrentes.

*
* *

Incidents opératoires. — Je n'en ai pas eu. Il est sage de faire d'abord passer du sérum dans la veine car si pour une raison quelconque l'aiguille n'était pas dans la lumière, le dépôt de sérum immédiatement constaté ne serait pas douloureux. Il me paraît préférable de bien sentir la veine en ayant apprécié le calibre en la faisant rouler sous le doigt et après en avoir reconnu la direction. Certains sujets paraissent avoir des veines si friables que souvent l'aiguille la traverse.

Après l'injection intraveineuse. — A la fin de l'injection, certains sujets accusent une sensation de chaleur suivie d'une légère constriction du thorax. Chez ceux-là, la réaction sera plus proche et plus prononcée. Elle pourra consister en une série de frissons, vomissements bilieux et diarrhée fétide. Généralement tout rentre dans le calme dès les vomissements finis. Certains opérés n'ont paru ressentir qu'une partie de ces troubles et d'aucuns rien.

L'injection terminée, le malade doit gagner le lit, où réchauffé, tenu à la diète, dans le calme le plus complet, il restera une dizaine d'heures avant d'être libre.

Deux ou trois jours de lassitude, d'inappétence, suivront et enfin le malade retrouvera toutes les heureuses sensations du rétablissement et du bien-être. J'ai toujours remarqué qu'un des principaux symptômes de l'effet curatif consistait en l'éclaircissement très rapide et très net du teint.

On a épilogué sur ces malaises et on a cherché les raisons qui pouvaient les provoquer. Les prédispositions individuelles paraissent devoir jouer le principal rôle. Quant au mouvement de fièvre que nous observons mais qui n'est pas la règle, après avoir cherché sa cause dans le Salvarsan lui-même, on a pensé qu'il pouvait être le fait du sérum employé. Là encore il est difficile de donner une conclusion ferme car il m'est arrivé d'injecter huit malades à la suite avec la même préparation faite en bloc et de ne constater de l'élévation de la température que chez trois des injectés. Du reste cette réaction fébrile est le plus souvent légère et m'a paru en rapport avec les doses employées.

*
* *

La signification clinique de la réaction de Wassermann [1].

La technique de la réaction de Wassermann a été déjà décrite par nous dans une brochure parue chez Maloine (1911). Il nous paraît superflu d'en répéter les détails. Toutefois pour fixer les idées et la nomenclature un peu aride, il paraît indispensable d'en retracer les principes théoriques.

Les réactifs sont les suivants :

1° *L'ambocepteur antimouton.* — Sérum sanguin d'un lapin immunisé avec des érythrocites de mouton. Ce sérum est inactivé, c'est-à-dire privé de sa teneur en complément (alexine) par un chauffage à 55° pendant trente minutes.

2° *Le complément.* — Comme tel sert le sérum sanguin frais de cobaye, dont le sang possède une teneur relativement constante et élevée en ce qu'on a appelé complément (alexine).

3° *L'antigène mouton.* — Erythrocytes de mouton lavés, en suspension dans du sérum physiologique correspondant à une dilution au 1/20 de sang frais.

4° *L'antigène syphilitique.* — Extrait de foie d'un fœtus hérédosyphilitique.

5° Ambocepteur syphilitique. C'est le sérum sanguin inactivé du malade supposé syphilitique.

Ambocepteur, complément et antigène forment un « système ».

Les numéros 1, 2 et 3 sont un système hémolytique, c'est-à-dire les numéros 1 et 2 se combinent avec les érythrocytes en les dissol-

1. O. Spindler. Collaboration.

vant tandis que ni 1 ni 2 isolés ne sont capables de les dissoudre.

Les numéros 3, 4 et 5 forment également un système, mais d'un ordre différent.

Dans ces deux systèmes, le complément est le même, il n'est pas spécifique tandis que les ambocepteurs ont des fonctions absolument spécifiques et ne se combinent, en présence du complément, qu'avec leurs antigènes homologues. La « liaison » du complément dans un système est appelée « fixation ».

Supposons que les réactifs n°ˢ 1, 2, 3 d'une part et 2 et 4 de l'autre soient titrés, c'est-à-dire qu'on connaisse exactement les quantités minimes, nécessaires des numéros 1 et 2 pour dissoudre 1 centimètre cube de numéro 3, et celle de numéro 4 pour fixer cette même quantité de numéro 2.

On peut alors exposer le principe de la réaction de la façon suivante :

On mélange des quantités déterminées de sérum du malade (n° 5), de complément (n° 2) et d'antigène syphilitique (n° 4). Si le sérum à examiner renferme des ambocepteurs syphilitiques, ceux-ci se combineront avec le complément (n° 2) et l'antigène syphilitique (n° 4), le complément sera « fixé ». Lorsqu'on ajoutera au mélange l'ambocepteur antimouton (n° 1) et les érythrocytes (n° 3), ceux-ci ne seront pas dissous, parce que le complément a été absorbé (fixé) par l'autre système.

Si par contre le sang du malade n'était pas syphilitique, le complément ne peut être fixé par l'antigène syphilitique seul, il reste à la disposition du système hémolytique et lorsqu'on ajoute l'ambocepteur anti-mouton et les érythrocytes, ces derniers se dissolvent.

Donc : dissolution des érythrocytes = réaction négative.

$$\left. \begin{array}{l} \text{Non-dissolution} \\ \text{(formant dépôt dans le liquide incolore)} \end{array} \right\} \text{Réaction positive.}$$

Chaque réaction comporte un certain nombre de contrôles indispensables pour prouver d'une part que dans les mêmes conditions ni les réactifs, ni un sérum normal ne provoquent la fixation du complément et de l'autre qu'un sérum sûrement syphilitique donne une réaction positive nette.

Telle que nous l'avons décrite dans ses éléments, la réaction fut élaborée par Wassermann, Neisser et Bruik, c'est la méthode classique. Elle est très complexe dans ses détails, demande pour l'exécution une connaissance approfondie de tous les facteurs entrant en jeu et nécessite une installation spéciale.

Nombreux aussi ont été les essais de créer des méthodes simplifiées ; toutes ces tentatives présentent de nombreuses causes d'erreur et sont loin d'atteindre la précision de la méthode classique.

La valeur du résultat d'un séro-diagnostic dépendra donc en grande partie de la méthode choisie ; pour apprécier des statistiques sur la réaction de Wassermann, il faut connaître les méthodes employées. Nous mentionnerons brièvement les modifications qui présentent un intérêt scientifique en nous servant pour cela d'une publication de Wassermann (1).

1° *Antigène syphilitique.* — Porges et G. Meier ont trouvé qu'un extrait alcoolique ou éthéré de divers organes normaux de l'homme ou d'animaux peut remplacer l'extrait aqueux de foie syphilitique dans de nombreux cas. G. Meier, du laboratoire de Wassermann, a constaté sur un matériel très étendu que ces extraits alcooliques ne peuvent servir que d'un pis-aller ; s'ils ne donnent pas de réaction positive avec des sérums non syphilitiques, leur sensibilité est absolument insuffisante par exemple dans les formes à développement lent de l'hérédo-syphilis (par exemple idiotie).

L'emploi de solution de lécithine, ouate de sodium, acides biliaires, seuls ou combinés, à la place de l'extrait de foie syphilitique, a été abandonné.

2° *Sérum à examiner.* — Quand on emploie du sérum non inactivé, au lieu de celui chauffé à 55° pendant trente minutes, la réaction devient trop sensible, c'est-à-dire on obtient quelquefois des réactions positives dans des cas non syphilitiques. Cette modification ne possède une valeur diagnostique que dans le cas où exécutée, comparativement et simultanément avec la méthode classique, les deux résultats sont négatifs (Modification de M. Stern).

3° *Ambocepteur antimouton.* — La plupart des sérums humains contiennent normalement de l'ambocepteur antimouton : Baur a voulu utiliser cette particularité du sérum humain pour éliminer le sérum du lapin immunisé. La trop variable et quelquefois l'absence de cette substance rendent la méthode pratiquement inutilisable.

1. *Munch. Med. Woch.*, 1910, n° 24.

Fidhernogubow et plus tard Nogushi ont proposé d'employer des érythrocytes humains et un ambocepteur homologue au lieu des globules du mouton. Cette modification est trop sensible et possède d'autres inconvénients trop longs à énumérer. Elle ne présente donc non seulement pas d'avantages mais donne même lieu à de graves erreurs.

Dungern, voulant encore simplifier le procédé de Nogushi, défibrine un peu de sang à examiner en le remuant avec une allumette, ajoute du complément desséché sur papier buvard et après une heure (à l'étuve de 37°) l'ambocepteur anti-humain. Il y a dans cette méthode une accumulation de causes d'erreur qui la rend inutilisable.

4° *Complément.* — Nogushi a essayé de dessécher le sérum du cobaye sur du papier buvard ; sous cette forme le complément change très vite d'efficacité et l'emploi de la préparation sèche peut simuler des réactions positives où il n'y a pas trace de syphilis.

5° *Erythrocytes.* — En ce qui concerne ce réactif, nous venons de mentionner l'emploi des globules humains. En outre on a proposé des érythrocytes bovins. Il est évident que pour chaque espèce d'érythrocytes il faut avoir l'ambocepteur hémolytique homologue. Ces modifications ont eu le même sort que les autres, c'est-à-dire des milliers d'essais ont prouvé qu'elles possèdent plus d'inconvénients que d'avantages.

En résumant, on doit constater que jusqu'à présent tous les efforts tendant à simplifier la méthode classique pour la mettre dans la main du médecin même ont échoué.

Wassermann pose comme principe pour sa réaction que l'arrangement des essais doit être tel que jamais un sérum sûrement non syphilitique puisse provoquer la fixation du complément, c'est-à-dire simuler une réaction positive. Il admet que ce résultat ne peut être atteint qu'aux dépens de la sensibilité. Il se sert de la comparaison suivante : « Parlant par métaphore, il ne fallait pas rendre la balance trop sensible, pour que pas, comme une balance chimique, elle nous indique des oscillations par la présence de poussière ou d'humidité, c'est-à-dire de substances étrangères à celle que nous voulons peser ?

Quels sont les résultats que le sérodiagnostic de Wassermann nous fournit ?

Les statistiques qu'on possède actuellement sur la séro-réaction de Wassermann dépassent de beaucoup 100.000 cas.

Tous les auteurs sont unanimes à reconnaître la haute valeur diagnostique de cette réaction, tous constatent la supériorité indiscutable de la méthode classique.

Vu l'intérêt considérable que présentent les statistiques, nous en citons quelques-unes.

I. — C. Levaditi et A. Latapie [1]. — Les auteurs rapportent 215 cas, parvenus en 1909, qu'ils divisent en 4 catégories :

1° Sujets dont la syphilis est sûre ou très probable ;

2° Sujets porteurs de lésions dont on ignore la nature, mais qui pourraient bien être de nature spécifique, ou bien malades à antécédents suspects ;

3° Cas où la syphilis, de l'avis même du médecin, est peu probable ou improbable ;

4° Cas témoins sûrement non syphilitiques.

Résultats [2] :

Première catégorie : 81 cas.

	Réact. posit.	Réact. négat.	%
a) L'infection date de moins de deux ans	28	2	92 %
b) L'infection date de plus de deux ans	32	19	63 %
Pourcentage moyen :	»	»	75 %

Deuxième catégorie : 74 observations, dont bon nombre n'ont probablement rien de syphilitique. Symptômes et étiologie très variés.

Le pourcentage de réactions positives est de 32 %.

Troisième catégorie : tous les cas donnant des réactions négatives (18 observations).

---

1. *Presse Médicale*, 1910, n° 31. Pour plus amples détails, voir l'article original.
2. Nous citons les chiffres de la publication.

Quatrième catégorie comprenant 19 cas.

Un cas de lupus réagit positivement. Le sujet qui a fait plusieurs séjours consécutifs à l'hôpital Saint-Louis, nie tout antécédent spécifique (lupus chez un ancien syphilitique ?).

En plus les auteurs ajoutent leurs observations sur quelques cas de tabes et de paralysie générale, la réaction était positive dans 60 °/₀ du premier et dans 70 °/₀ de la seconde.

MM. Levaditi et Latapie arrivent aux conclusions suivantes : « La méthode de Wassermann donne des renseignements précieux en ce qui concerne le diagnostic rétrospectif de la syphilis. Le pourcentage élevé chez les spécifiques dont l'infection a été bien précisée par la clinique. L'absence de telles réactions chez les sujets dont la syphilis est peu probable ou improbable, ainsi que dans les cas témoins, constituent une preuve irréfutable en faveur de l'utilité du séro-diagnostic dans la clinique siphiligraphique.

II. — Ch. Garin et Ch. Laurent [1]. — 200 cas de réaction de Wassermann.

1° Non syphilitiques :

Nombre des séro-réactions. . . . 60

— — négatives 45

— — positives 5

Les 5 réactions positives concernent :

1 cas de diabète. Manque total d'autres renseignements cliniques.

2 cas de lèpre. Il est connu que le sang des lépreux donne souvent la réaction positive.

1 cas de lésion cutanée de nature indéterminée sur laquelle le traitement mixte n'a pas d'action.

1 cas de lupus.

2° Syphilitiques ou considérés comme tels.

Nombre des séro-réactions. . . . 150

— — positives 117

— — négatives 33

Pourcentage des réactions positives 78 °/₀

1. *Presse Médicale*, 1910, n° 53.

Ce chiffre de 78 °/₀ se décompose comme suit :

Syphilis héréditaire, réactions positives . . . . 80 °/₀
  —   dans les deux premières années . . . . 82 °/₀
  —   tertiaire (accidents cutanés) . . . . . 75 °/₀

3° Maladies à étiologie syphilitique ou considérées comme telles :

  a) Paralysie générale, réactions positives.   55 °/₀
  b) Tabes   —   —   77 °/₀
  c) Aortites et anévrismes de l'aorte   —   68 °/₀
  d) Dilatation des bronches   —   100 °/₀
  e) Autres maladies   —   75 °/₀

Conclusions : « Une réaction positive a une réelle valeur, puisqu'elle permet d'affirmer la syphilis dans 78 °/₀. »
En plus, 5 cas de scarlatine ont donné 5 réactions négatives.

III. — MM. JESIOMEK ET MEIROWSKY [1]. — 1.000 observations.

DIAGNOSTIC CLINIQUE	NOMBRE de cas	RÉACTIONS		°/₀ des réactions positives
		négatives	positives	
Non syphilitiques	119	118	1	0,8 °/₀
Syphilis primaire	30	10	20	66,6 °/₀
Syphilis secondaire	93	3	90	96,7 °/₀
Syphilis tertiaire :				
a) cutanée	48	6	23	87,5 °/₀
b) système nerveux . . .		0	19	
Période latente primaire. . .	163	87	82	50,3 °/₀
Période latente secondaire . .	271	145	126	46,4 °/₀
Hérédo-syphilis.	18	2	16	88,8 °/₀
Tabes.	19	9	10	52,6 °/₀
Paralysie.	7	1	6	85,7 °/₀
Prostituées sans anamnèse. .	77	32	45	58,4
Cas douteux.	155	144	11	7,6 °/₀

1. *Münchener Mediz. Wochenschrift*, 1909, n° 45,

Les mêmes auteurs donnent le tableau suivant qui démontre l'influence du traitement sur la réaction de Wassermann :

		0 traitement	1 traitement	2 traitements	3 traitements	4 et 5 traitements	6 et 7 traitements	8 et plus traitements
Syphilis secondaire	+	63	9	4			3	
	—	2	1					
	+ %	96,9						
Syphilis tertiaire	+	20	3	1	2	5	2	
	—	2	1					
	+ %	90,9						
Période de latence	+	74	55	38	26	32	13	5
	—	2	30	38	29	44	25	11
	+ %	97,3	64,7	50	47,3	43,1	34,2	31,2

+ : réaction positive. — : réaction négative.

Pendant les périodes de latence, la réaction est trouvée tantôt positive, tantôt négative, mais l'inversion de la réaction positive en réaction négative chez le même individu ne fut observée qu'après un traitement, preuve irréfutable de l'influence du traitement sur la réaction. Inversement, on doit considérer la réaction positive comme symptôme d'une syphilis active, même en absence de signes extérieurs.

IV. — F. Hayn et Schmitt [1]. — Les auteurs rapportent 164 cas de syphilis dont 136 (= 83 %) à réaction positive.

Parmi 282 cas d'affections cutanées diverses considérées comme non syphilitiques il n'y avait que 3 réactions positives, dont :

1 gonorrhée ;

1 psoriasis ;

1 ulcération de la cuisse cliniquement non suspecte.

1. *Munch. med. Wochenschr.*, 1910, n° 49.

V. — P. W. Clough, du John Hopkins Hospital, Baltimore.

Dans 99 cas sûrement non syphilitiques, la réaction était négative

Dans 51 cas, syphilis peu probable, 4 réactions positives.

Dans 50 cas, syphilis probable,	33	—	—
— 55 — — sûre,	33	—	—
— 15 — de tabes,	6	—	—
— 7 — de paralysie,	7	—	—

Toutes les statistiques du monde entier arrivent au résultat, toujours le même, voir :

1° La réaction de Wassermann, exécutée d'après les indications de l'auteur, indique par le résultat positif dans 85 °/₀ environ des cas l'existence d'une syphilis floride.

2° Un résultat négatif n'exclut pas la syphilis ; toutefois, l'expérience démontre que chez le même individu une réaction négative peut devenir positive après peu de temps.

3° Une thérapie spécifique et suivie arrive dans un grand nombre de cas à faire disparaître la réaction positive.

Il ne nous reste qu'à mentionner quelques cas exceptionnels, dans lesquels, en l'absence — très probable — de syphilis on a observé une réaction positive.

D'abord, ce sont deux catégories de maladies dues à des proches parents de la spirochæta pallida : la framboisie et les trypanosomiases. Il ne semble pas très surprenant que le corps humain réponde d'une façon analogue à l'attaque de microbes appartenant à une même tribu. Comme il y a des coagglutinations dans les groupes du bacille typhique ou des vibribus, ainsi les ambocepteurs de framboisie ou des trypanosomes se lient, par l'intermédiaire du complément, avec l'antigène syphilitique pour donner une réaction de Wassermann positive.

Plus difficiles à expliquer sont les rares réactions positives dans des maladies telles que le lupus, la lèpre, la scarlatine, la psoriasis. toutefois, on ne confondra pas facilement, au point de vue clinique, ces maladies avec la syphilis et dans des cas où un doute pourrait surgir, le laboratoire possède d'autres moyens d'identification. Il s'agit là d'exception qui ne servent qu'à confirmer la règle.

CONCLUSIONS GÉNÉRALES

J'ai employé depuis octobre 1910 le Salvarsan systématiquement dans tous les cas d'infection primitive.

J'affirme n'avoir eu aucun ennui, aucune alerte et je parle ainsi après plus de 900 injections voie intraveineuse.

J'ai essayé de faire comprendre à mes malades qu'ils ne devaient pas se croire « guéris » dans le sens définitif du mot parce que je leur avais fait deux ou plusieurs injections. La plupart m'ont compris et j'ai pu les suivre très exactement depuis un an.

Les récidives ont été rares chez ceux que j'ai pu injecter d'une manière suffisante : elles se sont produites chez des syphilitiques où les doses du début furent faibles et *non répétées*. Les doses employées par la plupart d'entre nous, dans les premiers débuts — octobre 1910 — ont été nettement insuffisantes et telles nous apparaissent aujourd'hui ces doses de 20, 30, 40 centigrammes voie musculaire. Ces doses blanchissaient rapidement mais l'effet était peu durable. Je ne fus pas long à m'en apercevoir et le 17 janvier je publiais dans la *Gazette des Hôpitaux* un article où je disais :

« Je tire un certain nombre de conclusions de soixante-six syphilitiques que j'ai injectés en octobre et en novembre par le dioxydiamidoarsenobenzol :

1° L'injection intraveineuse constitue la voie de choix ;

2° Elle est plus efficace et elle est indolore ;

3° La voie intramusculaire doit être l'exception ;

4° Intramusculaire, les doses de 50 et 60 centigrammes sont insuffisantes dans beaucoup de cas ;

5° Il faut espacer les injections intraveineuses, mais il faut les répéter ;

6° Le nouveau remède est un grand remède. »

Et *si le Salvarsan a été victorieux, il le doit d'avoir été injecté par la voie intraveineuse.*

Nous avons pu ainsi : { injecter des doses plus fortes.
répéter ces doses.

Je juge d'autant mieux ces cas que j'ai employé exclusivement — dans les accidents primitifs — le Salvarsan.

Pour ma part, je conclus à l'attaque vigoureuse et répétée de l'accident primitif par des doses suffisantes : 50 + 50 + 40, dans l'espace de **vingt-quatre jours.**

J'ai apporté une grande prudence dans les cas de syphilis viscérale et dans les accidents nerveux, mais dans ces derniers cas, si j'ai injecté chaque fois des doses moindres, je les ai répétées plus souvent. C'est bien l'avis de Benario, le savant expérimenté qui connaît le mieux toute la littérature du « 606 ».

Il est du reste difficile de vouloir donner des règles fermes : l'usage, la pratique et le maniement du Salvarsan ont fait à chacun de nous une religion : suivons-la.

Pour moi, si depuis un an, je préconise auprès de mes malades l'emploi du Salvarsan, j'insiste aussi très énergiquement sur ce point : qu'il est actuellement impossible d'assurer une guérison complète malgré des réactions négatives et que même dans ce cas il faut continuer la stérilisation par l'emploi répété du médicament. Certes j'ai dans mes observations une très forte série de malades injectés à trois reprises pour des accidents primitifs et qui n'ont jamais présenté d'accidents secondaires : certes j'ai le plus grand espoir dans la croyance de Neisser à la possibilité de la stérilisation de la syphilis attaquée dès son origine par le Salvarsan : mais comme aussi j'ai la conviction que l'injection intraveineuse de Salvarsan ne présente aucun danger, j'aime mieux proposer des réinjections rassurantes. Et je crois que la véritable direction rationnelle du traitement de la syphilis sera après l'attaque forte et répétée du début, des séries annuelles de petites doses.

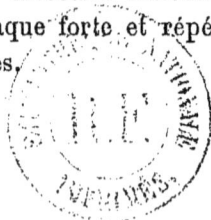

TABLE DES MATIÈRES

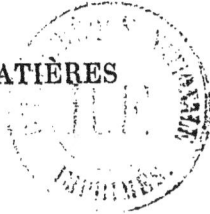

Pages

Technique de la préparation du Salvarsan. 5

Voie intra-musculaire. 5

Voie intra-veineuse. 8

Mécanisme. 10

Valeur de la méthode dans les diverses périodes de la syphilis. . . 11

Signification clinique de la réaction de Wassermann. 30

Conclusions générales. 39

DU MÊME AUTEUR

La vulvo-vaginite des petites filles.

L'infection gonococcique.

Traitement de la syphilis par les injections mercurielles. Maloine, 1905.

Les Techniques du « 606 ». Maloine, 1910.

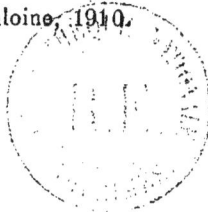

MAYENNE, IMPRIMERIE CHARLES COLIN

GRANDE LIBRAIRIE MÉDICALE

A. MALOINE, Éditeur

25-27, Rue de l'École-de-Médecine. — PARIS

Huchard et Fiessinger	La Thérapeutique en Vingt Médicaments In-8°, 1911, 2ᵉ édition : **4 fr.**
Huchard et Fiessinger	*Clinique Thérapeutique du Praticien* 1 volume in-8°, 1912 : **14 fr.**
Chatelain ❧	Précis Iconographique des Maladies de la Peau *Ouvrage illustré de 50 planches hors texte en couleurs, représentant les maladies principales de la peau, reproduites d'après nature par Félix MÉHEUX, dessinateur des services de l'Hôpital Saint-Louis.* In-8°, 1910, 4ᵉ édit., relié toile anglaise : **18 fr.**
Pillet ❧	Guide Clinique pour les Maladies des Voies Urinaires à l'Usage du Médecin praticien In-8o, 1910, 4ᵉ édition. 145 fig., 9 pl. hors texte : **10 fr.**
Salanoue-ipin	Précis de Pathologie Exotique In-8° cartonné, 63 fig., 1 pl., 1910 : **15 fr.**
Batigne ❧	Éléments de Gynécologie In-8°, 1911 : **8 fr.**
Gourc ❧	*L'Art Dentaire à la portée du Médecin* In-18 cartonné, 1907, 76 figures : **4 fr.**
Crespin ❧	Manuel de Diagnostic Clinique In-18 cart., 1907 : **6 fr.**
Zilgien ❧	Manuel théorique et pratique des Autopsies 2ᵉ édition 1911, in-8° avec figures : **5 fr.**
Manquat ❧	Principes de Thérapeutique raisonnée et pratique In-8°, 1909 : **6 fr.**
Pellerin ❧	Guide pratique de l'Expert chimiste en Denrées alimentaires 2ᵉ édit., in-8°, 1910, avec figures : **16 fr.**

MAYENNE, IMPRIMERIE CHARLES COLIN

www.ingramcontent.com/pod-product-compliance
Lightning Source LLC
Chambersburg PA
CBHW071434200326
41520CB00014B/3692